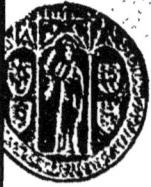

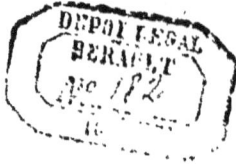

Dr Joseph ALICOT

INTERNE A LA CLINIQUE DES MALADIES
MENTALES ET NERVEUSES
LAURÉAT DE LA FACULTÉ (PRIX SWICIECKI)
1904

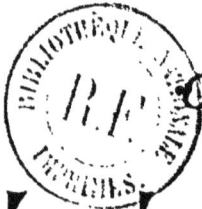

Contribution

à l'Urologie clinique

des Maladies mentales

MONTPELLIER

G. FIRMIN, MONTANE ET SICARDI

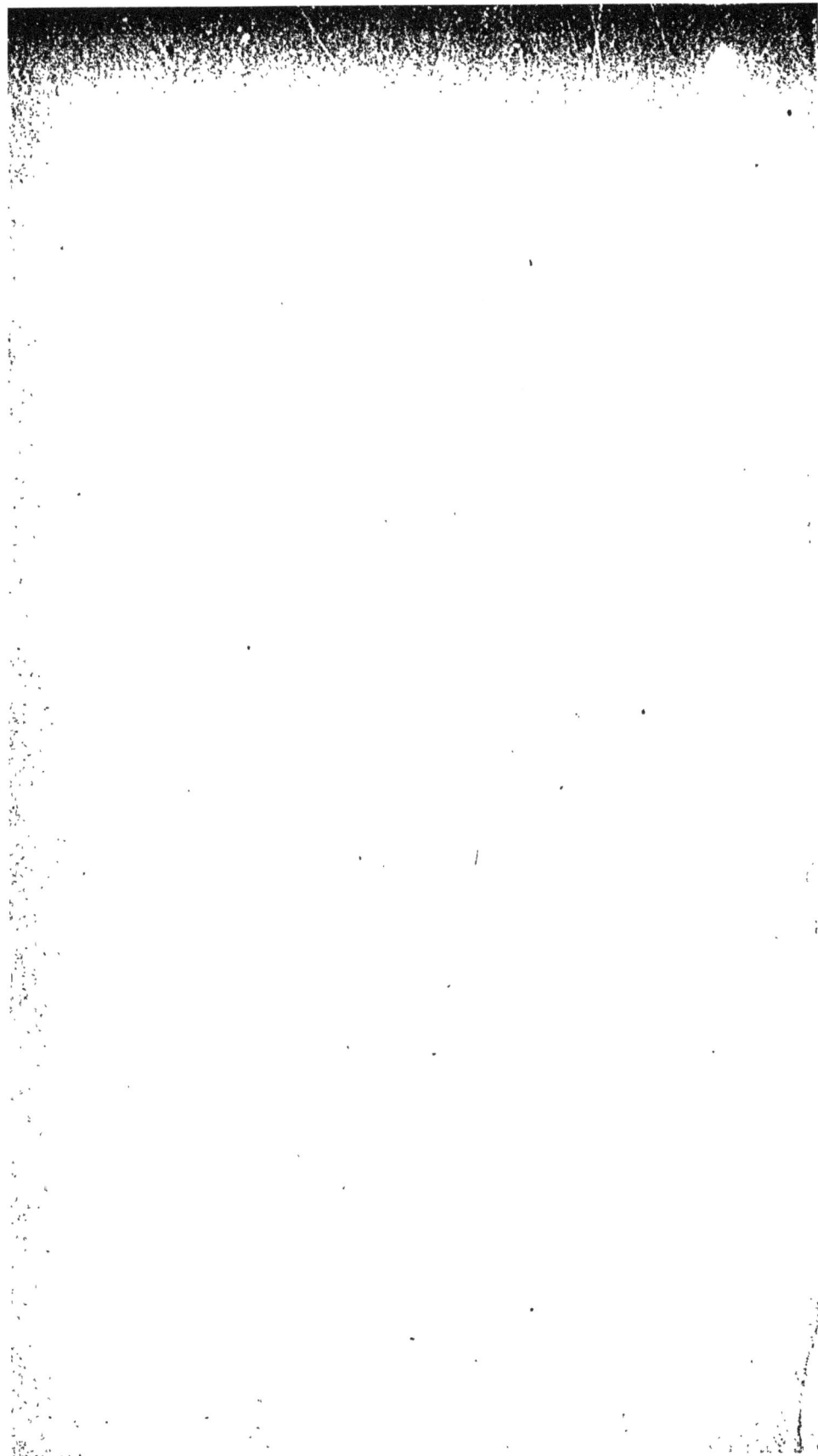

CONTRIBUTION A

L'UROLOGIE CLINIQUE

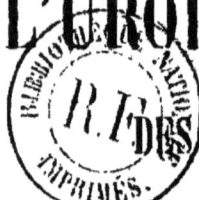

DES MALADIES MENTALES

LES COEFFICIENTS URINAIRES — LEUR VALEUR DANS LES PSYCHOSES

PAR

Joseph ALICOT

DOCTEUR EN MÉDECINE

INTERNE A LA CLINIQUE DES MALADIES MENTALES ET NERVEUSES

LAURÉAT DE LA FACULTÉ (*prix Swiciecki*) 1904

MONTPELLIER

IMPRIMERIE G. FIRMIN, MONTANE ET SICARDI

Rue Ferdinand-Fabre et quai du Verdanson

—

1904

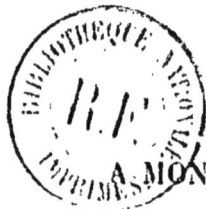

A MON PÈRE ET A MA MÈRE

J. ALICOT.

A MON MAITRE

MONSIEUR LE PROFESSEUR MAIRET

DOYEN DE LA FACULTÉ DE MÉDECINE

MEIS ET AMICIS

J. ALICOT.

INTRODUCTION

Les modifications urinaires qui se manifestent durant le cours des diverses maladies mentales ont, depuis plusieurs années, donné lieu à d'intéressantes recherches.

On a étudié quelques éléments de l'urine dans la manie, la lypémanie, la démence, et on a démontré que le phosphore était le principe urinaire qui subissait le plus l'influence des périodes d'agitation et de dépression manifestées dans ces maladies.

Mais si l'on s'accorde à reconnaître aujourd'hui que les phosphates augmentent avec l'agitation, diminuent avec la dépression, tout en étant soumis, mais à un degré moindre, aux variations de l'alimentation (1), on trouve des opinions bien différentes au sujet de l'élimination des autres éléments urinaires.

Aussi nous sommes-nous proposé de rechercher les variations de ces différents éléments.

---

(1) Mairet, *Recherches sur l'élimination de l'acide phosphorique et de l'urée chez l'homme sain, l'aliéné, l'épileptique et l'hystérique.*

Mais il nous a paru intéressant de pousser plus loin notre étude et de rechercher si les rapports qui existent à l'état normal d'une façon constante entre certains éléments de l'urine ne subissaient pas de modifications dans l'agitation et la dépression. Aussi avons-nous entrepris l'étude des coefficients urinaires dont l'importance devient de plus en plus évidente depuis les nombreux travaux récemment publiés ; nous nous bornerons à l'étude de ceux qui sont en rapport intime avec le fonctionnement du système nerveux.

Dans une première partie : 1° nous exposerons la valeur des coefficients urinaires chez l'homme sain ; 2° nous indiquerons les procédés de dosage que nous avons employés dans nos expériences.

Dans une seconde partie nous étudierons : 1° les modifications de chaque élément urinaire, en particulier chez les agités et les déprimés ; 2° nous étudierons ensuite les coefficients urinaires chez ces mêmes malades.

Au moment de terminer nos études, nous sommes heureux de remercier les maîtres qui nous ont guidé et instruit.

Nous avons été l'élève de M. le professeur Mairet pendant trois ans. Une bonne partie de nos connaissances cliniques, c'est dans son service que nous les avons puisées. Il a toujours été pour nous un maître bienveillant et dévoué ; qu'il soit assuré de notre vif et respectueux attachement.

Nous remercierons aussi M. le professeur-agrégé Vires, dont nous avons pu apprécier l'amabilité dans le cours de

nos études, et qui a bien voulu nous diriger dans les recherches qui ont fait l'objet de cette thèse.

Notre maître et ami, M. le professeur-agrégé Ardin-
Delteil, a droit à toute notre reconnaissance. Il nous a
guidé durant tout le cours de nos études. Qu'il nous per-
mette de lui dire du fond du cœur qu'il peut compter sur
notre profonde gratitude.

MM. les professeurs Tédenat et Carrieu, MM. les pro-
fesseurs-agrégés Galavielle, de Rouville et Jeanbreau
nous ont, à plusieurs reprises, donné de nombreux témoi-
gnages de sympathie. Qu'ils en soient remerciés.

Que nos amis de l'asile et des hôpitaux reçoivent ici tous
nos remerciements pour les moments agréables passés à la
table d'internat.

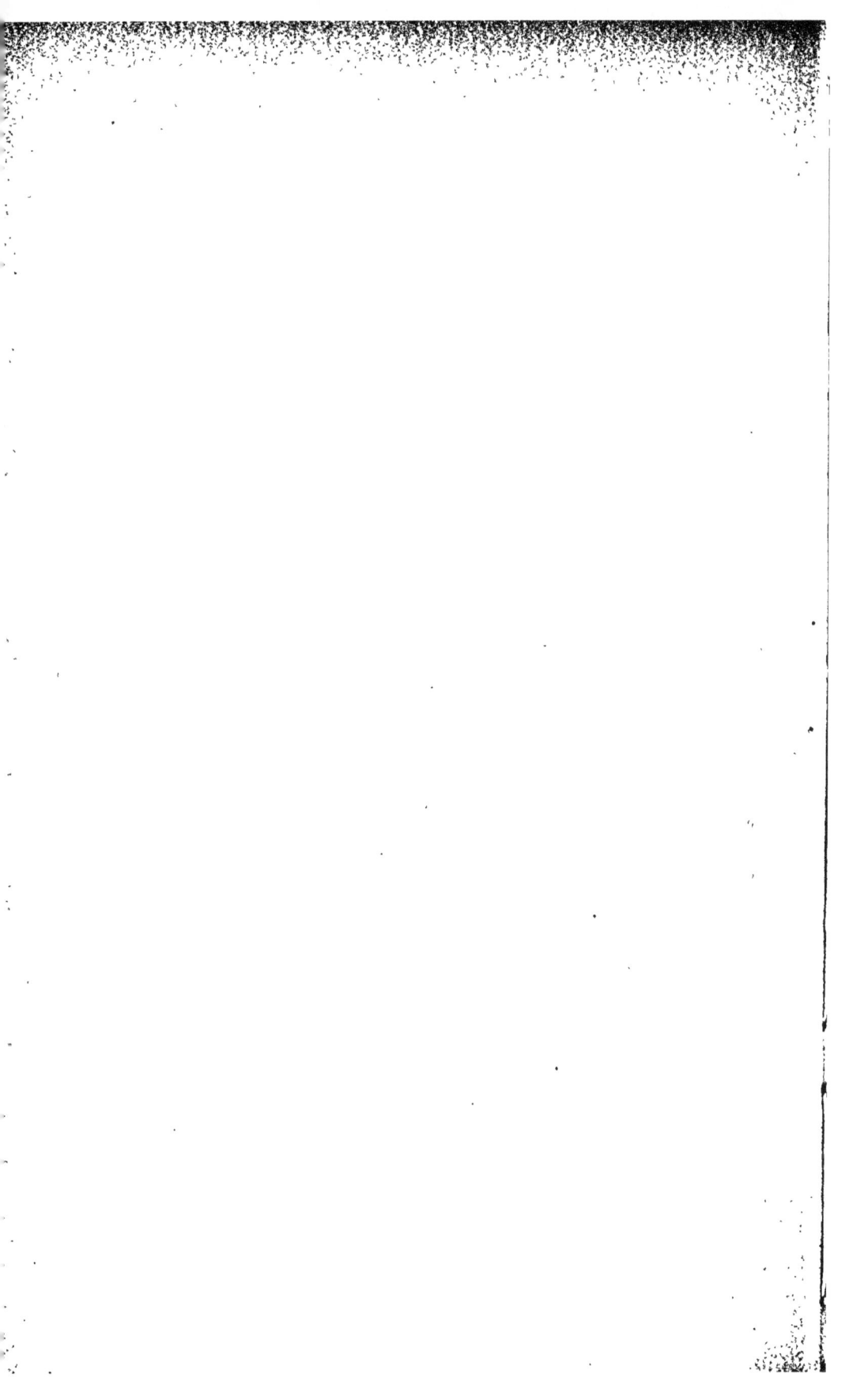

CONTRIBUTION A

L'UROLOGIE CLINIQUE

DES MALADIES MENTALES

LES COEFFICIENTS URINAIRES — LEUR VALEUR DANS LES PSYCHOSES

CHAPITRE PREMIER

LES COEFFICIENTS URINAIRES EN GÉNÉRAL. — PROCÉ-DÉS DE DOSAGE (1)

Nombreux sont les éléments urinaires soumis journel-lement à l'analyse : encore plus nombreux sont les coeffi-cients grâce auxquels on cherche à les grouper. Il s'en faut cependant que tous ces éléments aient une égale valeur. Le coefficient azoturique le plus ancien est de beau-coup le plus important. Les autres ont une importance qui varie évidemment avec le caractère des maladies qu'on se propose d'étudier.

Pour nous, à côté du coefficient déjà mentionné, il n'y en avait pas de plus important que celui de l'acide phos-phorique à l'azote total ou encore à l'urée : nous avons cru bon d'y ajouter celui de l'acide urique à l'urée. Nous

---

(1) Nos expériences ont été faites en collaboration avec le docteur Florence.

avons le devoir d'expliquer les motifs de cette préférence:
nous avons surtout le vif désir de mettre au point la valeur
de ces coefficients, si étudiés depuis quelque temps, que
leur connaissance est un précieux guide auprès du clini-
cien.

Le coefficient azoturique est, nous le répétons, de beaucoup le plus important. « C'est lui, dit Robin, qui mesure
non seulement l'intensité des phénomènes de combustion,
mais aussi l'intensité de la fonction hépatique et l'intensité des échanges cellulaires. » Or, ces intensités sont
dirigées, réglées par le système nerveux, et il était indispen-
sable à nos yeux d'en rechercher les modifications.

A une nutrition parfaite doit correspondre la transfor-
mation complète des albuminoïdes en urée — leur terme
le plus simple. Dans ces conditions d'augmentation
proportionnelle de l'urée, l'azote total doit forcément
diminuer à telle enseigne qu'une nutrition idéale ne pour-
rait plus être représentée par un rapport, le second terme
équivalant à zéro.

Mais il ne faut pas oublier que l'organe formateur de
l'urée est le foie, de sorte que rechercher le coefficient
azoturique, c'est scruter son activité cellulaire.

Des recherches faites par de nombreux expérimentateurs, il résulte que ce coefficient est à l'état normal
extraordinairement stable. Leven, Morcigne, entre autres,
insistent sur ce fait : le coefficient $\frac{az.\ u.}{az.\ t.}$ devient à peu près
fixe dès le troisième jour d'institution du régime invaria-
ble. Les variations sont alors comprises entre 0,20 et
0,30 (1).

_____

(1) Morcigne, *Etudes sur les méthodes de dosage de quelque*
éléments de l'urine normale et principaux rapports urinaires Paris,
1895, chap. IV.

A l'état pathologique, le coefficient azoturique a été moins étudié. Bachmann l'a étudié dans quelques maladies infectieuses (variole entre autres). A la lecture des résultats de ce dernier auteur, nous trouvons en revanche des écarts considérables. Chez de nombreux malades, il varie de 0,52 à 0,90 ; nous constatons encore qu'il varie dans l'espace de 48 heures chez un malade de 0,65 à 0,80 (obs. X), de 0,77 à 0,91 (obs. XX), dans l'intervalle de six jours chez un autre malade. Bachmann constate que le coefficient n'est pas influencé dans les maladies infectieuses, qui, généralement, ne déterminent pas de lésions intenses du côté du foie. « Dans tous les cas où, à l'autopsie, on a pu constater l'intégrité histologique du foie, le rapport azoturique s'est constamment montré normal (1). »

Bayrac (2), de son côté, note que le rapport azoturique de deux jours consécutifs n'est pas le même, mais le rapport du troisième et du premier jour, celui du second et du quatrième sont presque identiques. Rappelons en terminant ce qui a trait au coefficient azoturique que le travail musculaire n'augmente guère la quantité d'urée et qu'elle diminue peu à peu par le jeûne sans disparaître complètement.

Le rapport $\frac{\text{acide phosphorique}}{\text{azote total}}$ « traduit le régime de déphosphoration de l'économie, c'est-à-dire les pertes de phosphore répondant à un certain état ou à un poids déterminé d'aliments assimilables et phosphorés. Chaque fois que le phosphore se fixe dans les tissus, ce rapport diminue.

---

(1) Bachmann, *Rapport azoturique dans les maladies infectieuses*. Paris 1902, n° 607.
(2) Bayrac, thèse de Lyon, 1887.

» Il augmente dans le cas contraire. Il permet donc de suivre la fixation ou la désassimilation du phosphore, chez les malades et, en général, chez les sujets soumis à un régime déterminé. » (1) Ce rapport varie d'après Lépine, à l'état normal et en 24 heures entre 14 et 20 p. 100 : il est plus faible avec le régime carné, plus élevé avec le régime mixte et surtout avec les féculents. Mais ce qu'il y a de particulier dans la communication de Lépine, c'est que cet auteur rend le coefficient qui nous occupe, tributaire du fonctionnement du rein. « Donne-t-on à un sujet sain une forte dose de sucre, on constate immédiatement après, une diminution considérable du rapport qui descend au-dessous de 10 pour se relever, de telle façon que pour l'urine de 24 h., il redevient normal. » Lépine explique ce fait de la façon suivante : « Le sucre est diurétique, il entraîne l'eau et l'urée, mais peu d'acide phosphorique qui traverse difficilement le rein. Il y a donc une condition rénale à la phosphaturie. Dans certaine circonstance, il y a rétention relative de l'acide phosphorique. » (2)

Le rapport $\frac{\text{ac. phosphoriq.}}{\text{urée}}$ a la même valeur que le précédent. « Leurs variations, dit Gouraud, sont suffisamment parallèles pour qu'on les puisse substituer l'un à l'autre. Le coefficient $\frac{\text{Ph.}}{\text{Az. u.}}$ varie peu d'un moment à l'autre ; mais il n'en est pas de même du chiffre absolu des phosphates qui est soumis à de nombreuses variations. En dehors du coefficient personnel qui change avec les indivi-

(1) A. Gautier, l'alimentation et les régimes chez l'homme sain et chez les malades, 1901.
(2) Lépine, Rapport de l'acide phosphorique à l'azote urinaire. Lyon Médical, 1902, XCIX, p. 841.

dus et avec l'âge, l'alimentation a une influence considérable et pour ainsi dire immédiate ; tous les gros mangeurs et surtout les mangeurs de viande ont un chiffre journalier assez élevé. Quant à l'activité cérébrale son influence a été plus discutée. » (1)

Si nous avons étudié à notre tour le coefficient $\frac{Ph.}{Az. u.}$ c'est que nous voulons comparer nos résultats à ceux qu'ont obtenus d'autres expérimentateurs. M. le professeur Mairet entre autres, étudiant l'élimination phosphatique, confirme ces faits : 1° que l'élimination de l'acide phosphorique est en rapport avec la richesse des aliments en cet acide ; 2° que l'origine alimentaire n'est pas la seule, puisque cette élimination d'acide phosphorique se trouve modifiée par divers autres facteurs (travail musculaire par exemple).

Après avoir établi ces données pour l'état physiologique, M. le professeur Mairet recherche les modifications subies par les mêmes éléments dans certains états mentaux,

Signalons les résultats qu'il a obtenus dans l'agitation et la dépression. « Les états d'agitation et de dépression retentissent sur la nutrition générale qu'ils accélèrent ou ralentissent. Dans l'agitation, l'acide phosphorique et l'urée sont augmentés. Dans la dépression, ils sont diminués. » Le travail consciencieux de M. le professeur Mairet, qui date de 1884, a donc mis au point cette question jusqu'alors si controversée de l'élimination de phosphate chez l'homme sain et chez l'aliéné.

---

(1) Gouraud, *les échanges phosphorés dans l'organisme normal et pathologique*. Thèse Paris 1903, n° 362.

L'étude du coefficient $\frac{\text{ac. phosphorique}}{\text{urée}}$ confirme entière-
ment ces faits.

Il nous reste à dire quelques mots sur le dernier coeffi-
cient par nous étudié : le coefficient. $\frac{\text{acide urique}}{\text{urée}}$ L'acide
urique reconnaît deux origines : il provient en partie de
la désassimilation des matières nucléiniques, mais il provient aussi, quoique en petite quantité, de l'alimentation
puisque cette dernière modifie légèrement son élimination. Il y a donc tout lieu de penser que cette désassimilation se trouve jusqu'à un certain point tributaire du
système nerveux. Marzocchi (1) a étudié, après Haig, les
modifications de ce corps dans les différentes phases
d'agitation et de dépression. Il a constaté que dans tous
les cas, l'augmentation de l'acide urique dans les urines
se montrait immédiatement après une période d'agitation;
tandis que, à chaque calme relatif faisait suite l'élimination d'une urine relativement pauvre en acide urique.
Nous n'insisterons, du reste, pas sur la théorie de Marzocchi, qui veut que la céphalalgie et les troubles mentaux
soient en rapport avec un excès de l'acide urique vis-à-
vis de l'urée. Nous retiendrons de tout ceci un fait : c'est
que l'acide urique n'étant presque pas tributaire de l'alimentation, les variations de ce coefficient indiqueront une
activité plus grande dans les processus de dénutrition de
l'organisme.

Nous nous rappellerons, enfin, que dans certaines
maladies mentales ce coefficient varie considérablement
selon les périodes d'agitation et de dépression.

---

(1) Marzocchi, L'acido urico nelle forme di depressione mentale. *Revista esperimentale di frenatria*, 1892, vol. XVIII, p. 330.

Avant de terminer ces généralités, nous allons donner quelques détails sur les procédés employés pour le dosage des principaux éléments.

Le chlore dosé par le procédé Volhard et Salkowski, l'acide urique par le procédé Heycraft Denygès, ne nous retiendront pas. Nous rappellerons que par le dernier moyen on dose non seulement l'acide urique, mais les composés xanthiques: leur commune origine, leur parenté chimique, constitue une explication suffisante.

Le dosage de l'acide phosphorique total par l'azotate d'urane avec le ferrocyanure de potassium comme indicateur est un moyen suffisamment exact, à la condition expresse que seul, celui qui a préparé la liqueur titrée, fasse tous les dosages. On évite ainsi la difficulté à percevoir le changement de coloration et si, du moins, une erreur se produit de ce fait, elle se reproduit dans tous les autres cas et les résultats n'en sont pas moins comparables.

Mais nous voulons surtout insister sur l'analyse des éléments du rapport azoturique. Nous avons employé, pour le dosage de l'azote total, le procédé Kjeldahl-Henninger. On sait qu'il consiste à transformer l'azote des matières albuminoïdes en sulfate d'ammoniaque par l'acide sulfurique à l'ébullition. On neutralise ensuite le sulfate d'ammoniaque ainsi formé par une solution de soude. Cela fait, on dégage l'azote de l'ammoniaque dans un uréomètre au moyen de l'hypobromite de soude. Les chiffres une fois obtenus, on calcule l'azote dégagé en ramenant à 0° et à 760°, ou bien on fait le calcul par rapport à l'azote dégagé par un volume donné d'une solution titrée de chlorure ammonique. C'est à ce dernier procédé que nous avons eu toujours recours.

Pour doser l'urée, nous avons toujours eu soin de déféquer les urines à l'aide de l'acide phospho-tungsti-

que, après quelques essais préalables pour déterminer
la quantité de réactif juste nécessaire pour précipiter les
corps autres que l'urée. Cela fait, nous faisions dégager
l'azote uréique à l'aide de l'hypobromite de soude, et
nos calculions les résultats d'après le volume d'azote
donné par un volume de liqueur titré d'urée.

Plusieurs de nos analyses d'azote total ont été faites
deux fois ; les résultats de l'urée ont toujours été fournis
par la moyenne urée de 2 essais.

Nous ne pouvons donner dans tous leurs détails les
particularités des procédés de dosages de l'azote total et
de l'urée. Nous renvoyons pour cela au travail très docu-
menté de Moreigne (1). Qu'il nous suffise de dire que
nous avons suivi point par point les indications de cet
auteur.

Enfin disons que nous avons employé comme uréomètre l'appareil de Moitessier légèrement modifié (voir
Martre, thèse Montpellier, 1902).

_____

(1) Moreigne, *loc. cit.*

CHAPITRE II

Après avoir exposé les méthodes que nous avons employées dans nos analyses, nous allons rechercher maintenant quelles peuvent être les modifications qu'apportent à la nutrition les différents états de surexcitation et de dépression que présentent les aliénés. Ces états peuvent se rencontrer dans les diverses formes d'aliénation mentale.

Nous avions l'intention d'étudier :

1° Les *agités*.

2° Les *déprimés*.

3° Les malades qui passent par des états successifs d'agitation et de dépression.

Nous voulions rechercher les changements qui pouvaient survenir à l'état aigu et à l'état chronique, mais nous nous sommes trouvé en présence de nombreuses difficultés ; en effet, les maniaques à l'état aigu étaient dans un état d'agitation trop intense pour qu'on pût songer à recueillir leurs urines. Nous n'avons pu mettre en observation que des maniaques passés à l'état chronique, relativement calmes, et de plus, nous avons dû, pour maintenir ces malades et recueillir leurs urines, les obliger à rester dans une salle où on pût les surveiller facilement. Ceci nous paraît important à signaler, car

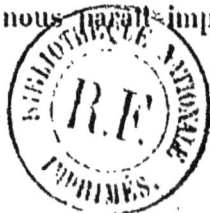

2

nos résultats auraient eu évidemment plus de valeur si nous avions pu laisser aller et venir nos malades et, de ce fait, maintenir pendant nos expériences leur état de surexcitation habituelle.

Une autre difficulté s'est présentée lorsque nous avons voulu expérimenter sur les lypémaniaques. Ceux-ci, en effet, refusaient parfois de manger. Ici aussi nous avons dû faire un choix parmi nos sujets d'expérience et encore ceux que nous avons choisis ont nécessité une surveillance si active, qu'elle nous a empêché de maintenir nos malades en observation pendant tout le temps que nous aurions désiré. La durée de nos expériences a, de ce fait, varié avec les malades. Quant aux aliénés qui passent par des périodes successives d'agitation et de dépression, nous n'avons pu en rencontrer qu'un qui se prêtât à nos recherches.

Ces remarques faites, nous devons dire un mot du régime auquel nous avons soumis nos malades. Dans une première série d'analyses, nous avons mis nos sujets d'expérience au régime lacté absolu : 3 litres pour les hommes, 2 litres 1/2 pour les femmes. Ceux pour lesquels une plus longue observation a été possible, ont été étudiés pendant huit jours de ce régime lacté et ont été ensuite suivis lorsqu'ils avaient été remis à un régime déterminé que nous avons employé dans notre seconde série d'expériences.

Ce régime consistait en potage, côtelette, œufs et quart litre de vin à chaque repas, régime exactement le même en qualité et en quantité pour tous les malades.

Dans notre seconde série d'expériences, le régime lacté a été supprimé et remplacé par le régime dont nous venons de parler.

Telles sont les conditions dans lesquelles nous avons

fait nos analyses ; nous allons exposer maintenant les résultats que nous avons obtenus. Dans une première partie, nous étudierons chaque malade en particulier. Dans une seconde partie, nous grouperons les résultats obtenus et nous essayerons d'en tirer quelques conclusions,

Tous les résultats que nous allons exposer sont calculés par vingt-quatre heures.

PREMIÈRE PARTIE (1)

Nous commençons par l'étude des déprimés.

OBSERVATION PREMIÈRE

Mme Gr., 51 ans, lypémaniaque, malade depuis une quinzaine d'années, est actuellement dans un état de dépression très marqué.

Cette malade reste affaissée continuellement, se sent découragée.

	Quant.	Dens.	Chlorur.	Phosph.	Ac.urique	Urée	Az.uréiq.	Az.total
Régime lacté	2100	1009	15,7	1,20	0,10	11,5	6,76	10,31
	1700	1009	11,7	1,02	0,75	12,1	5,79	8,63
	1310	1010	2,11	1,6	0,478	14,07	6,50	9,71
	1300	1009	1,56	1,21	0,409	18,7	8,7	9,16
	920	1014	1,84	1,1	0,579	11,9	6,9	11,5
	1500	1008	2,1	1,3	0,409	13,2	6,16	7,36
	1180	1008	2,5	0,73	0,621	11,6	6,8	7,25
	1300	1005	1,9	1,02	0,245	13,5	6,3	9,25
Moyennes	1155	1009,5	3,75	1.18	0,486	14,11	6,7	9,25
Rég. ordinaire	725	1017	2,6	1,18		13,2		
	600	1020	4,3	1,20		11,2		
	550	1021	6,8	0,90		10,2		
	1000	1015	9,1	1,10		10,7		
	830	1017	8,3	1,32		10,2		
	675	1019	7,4	0,51		6,7		
Moyennes	730	1018	6,1	1,11		10,8		

(1) Nos expériences ont été faites en collaboration avec le Dr Florence.

Moyenne des coefficients urinaires pendant le régime lacté :

$$C. \text{ azoturique} = 0,61$$

$$\frac{C. \text{ phosphates}}{\text{urée}} = C,081$$

$$\frac{C. \text{ phospha es}}{\text{Az. total}} = 0,12$$

$$\frac{C. \text{ acide urique}}{\text{urée}} = 0,32$$

a présenté pendant toute la durée d'expériences des pigments biliaires.

Observation II

Mme Ma., 19 ans, malade depuis 2 ans. Dépression lypémaniaque avec inquiétude et apeurement.

	Quant.	Dens.	Chlor.	Phosph.	Urée	Ac. uriq.	Az uréiq.	Az total
	1800	1011	12,06	3,78	25,02	0,970	11,7	12,38
	1500	1009	4,5	1,39	13,39	0.110	6,5	7,66
	1450	1008	1,6	1,71	16,5	0,420	7,71	8,32
	1100	1008	0,81	1,48	14,42	0,110	6,79	7,51
Régime lacté	1425	1008	1,2	1,20	11,57	0,170	5,85	8,13
	1775	1007	2,1	0,17	16,02	0,370	7,81	8,20
	1520	1008	1,67	0,66	15,8	0,310	7,40	8,50
	1600	1008	3,6	1,26	14,08	0,380	6,57	7,55
Moyennes	1533	1008	3,18	1,19	15,85	0,171	7,54	8,55
	800	1015	3,1	1,5	10,3			
	635	1021	4,18	0,88	11,5			
	485	1023	5,1	1,1	12,3			
Régime ordin.	980	1016	8,8	1,2	13,5			
	1200	1016	9,5	0,82	9,2			
	550	1022	8,5	1,16	12			
Moyennes	167	1018	6,58	1,11	11,1			

Coefficients :

$$
\text{Rég. lacté}
\begin{cases}
\text{Azoturique} = 0,88 \\
\text{Phosphates à l'rée} = 0,094 \\
\text{Phosphates à Az. total} = 0,17 \\
\text{Acide urique à l'rée} = 0,29
\end{cases}
$$

a présenté pendant toute la durée d'expériences des pigments biliaires.

OBSERVATION III

Mlle Caz., 32 ans, dépression consécutive à agitation maniaque.

	Quant.	Dens.	Chlor.	Phosph.	Urée	Ac. ur.	Az.ur.	Az.tot.
Régime lacté	1600	1008	6,08	1,08	10,8	0,772	5,25	6,73
	1200	1010	6,6	0,92	8,16	0,126	3,80	6,12
	1600	1006	3	1,08	9,4	0,780	4,38	5,88
	1000	1010	2	1,20	8	0,708	3,73	5,20
	1500	1007	2,1	1,30	9,5	0,126	4,43	7,80
	1000	1005	1,8	0,60	6,3	0,568	2,46	5,10
	2000	1007	2,4	0,68	6,4	0,062	2,48	4,15
	1500	1008	1,8	1,20	7,2	0,724	3,51	5,21
Moyennes	1425	1008	3,22	1,00	8,22	0,595	3,76	5,77

Coefficients :

Azoturique	0,65
Phosphates à urée . . .	0,12
Phosphates à azote total .	0,17
Acide urique à urée. . .	0,71

OBSERVATION IV

Mlle Dur., malade présentant des périodes successives d'agitation et de dépression, étudiée dans la phase de dépression, cette malade croit toujours qu'elle va mourir, reste assise toujours à la même place, pleurant continuellement.

	Quant.	Dens.	Chlor.	Phosph.	Urée	Ac. ur.	Az.urél.	Az. tot.
Régime ordinaire	1300	1010	8	1,65	8,13	0,906	3,79	6,09
	1300	1010	5,12	0,9	11,5	0,764	5,36	7,86
	600	1030	5,4	1,26	23,2	0,393	10,8	12,1
	600	1030	7,1	1,8	23,6	0,378	11	12,7
	400	1027	5,6	1,2	14,7	0,445	6,86	7,28
	520	1028	7,3	1,8	15,7	0,480	7,32	10
Moyennes	820	1024	6,1	1,34	16,13	0,595	7,52	9,34

Coefficients :

Azoturique	0,80
Phosphates urée . . .	0,081
Phosphates Az. total. .	0,14
Ac. urique urée. . . .	0,35

OBSERVATION V

Mlle Mal., 40 ans. Lypémaniaque, chez laquelle l'inquiétude domine. Sous l'influence de cette inquiétude, la malade s'agite parfois et diffère par conséquent des malades précédents. Elle croit qu'elle ne mourra jamais et demande avec anxiété aux personnes qui l'approchent de la tuer.

	Quant.	Den.	Chlor.	Phosph.	Urée	Ac. ur.	Az. uréi.	Az. tot.
Régime ordinaire	850	1028	17	1,68	19,6	0,461	9,09	9,86
	1100	1026	17,6	2,05	24,4	0,669	11,3	12,2
	1000	1027	18	1,42	22,6	0,546	10,87	11,3
	1200	1027	16	1,21	23,7	0,577	10,31	11,5
	750	1027	17,13	1,08	12,4	0,362	6,43	7,23
	900	1016	15,3	0,89	11,3	0,170	5,92	6,3
Moyennes	966	1025	16,8	1,39	19	0,461	8,9	9,73

Coefficients :

Azoturique	0,91
Phosphates urée . . .	0,073
Phosphates az. total. .	0,14
Acide urique urée. . .	0,24

A présenté durant toute la durée d'expériences des pigments biliaires.

Telles sont les observations que nous avons pu recueillir dans la dépression ; nous allons étudier maintenant l'agitation.

OBSERVATION VI

Mlle Pauz.., 55 ans, malade depuis dix ans. Agitation maniaque très intense. Se met fréquemment en colère, court de tous côtés, criant sans cesse.

	Quantité	Densité	Chlore	Phosph.	Ac. urique	Urée
Régime lacté	1010	1022	8,08	3,09	0,290	19,1
	860	1015	2,15	2,18	0,250	7,2
	1450	1009	2,04	1,74	0,270	8,4
	820	1008	1,31	0,69	0,180	8,4
	820	1020	0,90	1,47	0,330	5,2
	1850	1007	1,48	1,35	0,420	12,1
	525	1015	2,88	1,41	0,150	8,7
Moyennes	1017	1012	2,78	1,70	0,270	9,89

Coefficients :

$$\text{Rég. lacté} \begin{cases} \dfrac{\text{Phosphates}}{\text{Urée}} = 0,187 \\[2mm] \dfrac{\text{Ac. urique}}{\text{Urée}} = 0,29 \end{cases}$$

Observation VII

M. Ma., 28 ans, atteint du délire de persécutions et de grandeur. Est actuellement dans une période d'agitation.

	Quant.	Dens.	Chlor.	Phosph.	Urée	Ac. ur.	Az. uréi.	Az. tot.
Régime ordinaire	1680	1019	20,5	2,18	16,06	2,15	7,49	10,53
	1100	1020	15	1,65	14,70	1,15	6,86	11,21
	1100	1025	19,5	1,87	21,78	1,29	10.16	12,27
	2000	1020	22	3	35,4	2,81	16,52	19,8
	1100	1029	23,5	1,65	18,4	1,01	8,58	11,77
	1850	1018	24	2,59	27,3	1,70	12,71	16
Moyennes	1171	1021	20,7	2,145	22,9	1,68	10,39	13,59

Coefficients :

$$\text{Rég. ordin.} \begin{cases} \text{Azoturique} \dots \dots & 0,76 \\ \text{Phosphates-urée} \dots & 0,093 \\ \text{Phosphates-azote total} & 0,15 \\ \text{Acide urique-urée} \dots & 0,73 \end{cases}$$

Observation VIII

Mme Suz., 41 ans, maniaque très agitée, malade depuis vingt ans.

	Quant.	Dens.	Chlor.	Phosph.	Urée	Az. urée	Az. tot.	Ac. ur.
Rég. ordin.	2100	1014	18	2,1	12,9	6,02	10,29	2,55
	1600	1013	14,4	2	15,7	7,32	12,38	1,11
	1600	1015	9,6	2,56	16,7	7,79	11,74	1,71
	840	1022	3,36	1,6	18,39	8,58	13,60	0,79
Moyennes	1535	1016	11,3	2,06	15,9	7,42	12	1,54

Coefficients :

Rég. ordin.	Azoturique	0,61
	Phosphates-urée	0,12
	Phosphates-azote total	0,17
	Acide urique-urée	0,97

Observation IX

M. Sau.., 21 ans, manie avec agitation. Malade depuis 5 à 6 ans. Manie procédant par poussées. Etudié dans une période d'agitation intense.

	Quantité	Dens.	Chlor.	Phosph.	Urée	Ac. uriq.	Az. urée	Az. tot.
	800	1030	18,4	2,67	19,4	0,756	9,03	10
	1200	1022	19,8	2,32	18,1	0,650	8,6	10,1
	1600	1020	22,5	2,93	20,8	1,510	9,7	11,9
Régime ordinaire	1600	1020	19,6	2,93	26,6	1,008	12,09	13,1
	1600	1018	20,5	2,19	23,6	0,670	11,5	13,3
	1500	1021	22,5	3,80	32,6	0,910	15,2	16,4
	1600	1020	23,3	3,11	26,1	0,910	12,3	13,1
Moyennes	1450	1022	20,9	2,89	23,8	0,921	11,2	12,6

Coefficients :

Rég. ordinaire		
Azoturique.	0,88
Phosphates à urée . .	0,121
Phosphates à az. total.	0,23
Acide urique, urée . .	0,38

OBSERVATION X

M. Nou...., 20 ans, arrêté dans son développement intellectuel. Etudié dans une période d'agitation.

	Quantité	Densité	Chlor.	Phosph.	Urée	Ac. urique
Régime lacté	900	1013	3	2,2	9,55	0,35
	1000	1015	3,40	2,6	13,0	0,25
Moyennes	950	1014	3,20	2,40	11,5	0,30

Régime ordinaire {	1700	1023	18	2,3	15	0,72
	1500	1020	20,5	2,6	17	0,81
	1400	1025	16	2,9	16,9	0,86
	1800	1022	17,5	3	17	0,94
Moyennes	1600	1022,9	18	2,7	16,4	0,81

Coefficients :

$$\text{Régime ordinaire} \begin{cases} \text{Phosphates à urée} = 0,16 \\ \text{Acide urique à urée} = 0,52 \end{cases}$$

OBSERVATION XI

M. Cav.., est un malade qui a été étudié dans une période d'agitation et dans une période de dépression.

1° *Période d'agitation*

	Quant.	Dens.	Chlor.	Phosph.	Urée	Ac. uriq.	Az. urée	Az. tot.
Rég. ord. {	1400	1027	19,2	5,11	51,1	1,71	27,3	31
	1600	1028	15	4,69	40,2	1,50	18,7	22,92
	1200	1026	8,1	3,50	30	1,008	16,46	20,1
Moyennes	1400	1027	14,2	4,43	41,5	1,41	20,8	24,5

Coefficients :

Azoturique. . . .	0,81
Phosphates à urée . .	0,10
Phosphates à az. tot l .	0,18
Acide urique à urée. .	0,31

2ᵉ Période de dépression

	Quant.	Dens.	Chlor.	Phosph.	Urée	Ac. ur.	Az. urée	Az. tot.
Rég. ordin.	750	1028	9	1,8	19,5	0,63	9,09	11,64
	800	1029	12	1,8	19,3	0,51	9,03	11,2
	900	1023	10,8	1,28	22,5	0,64	10,53	14,4
Moyennes	816	1026,2	10,6	1,62	20,4	0,59	9,55	12,4

Coefficients :

Azoturique	0,77
Phosphates-urée . . .	0,079
Phosphates-azote total .	0,13
Acide urique-urée. . .	0,29

DEUXIEME PARTIE

ÉLÉMENTS URINAIRES EN GÉNÉRAL ET COEFFICIENTS

A. — ÉLÉMENTS URINAIRES ÉTUDIÉS CHEZ LES AGITÉS ET LES DÉPRIMÉS EN GÉNÉRAL

1° *Volume d'urine*

	Agitation	Dépression
Régime lacté :	1047	1533
	950	1425
		1455
Régime ordinaire :	1535	
	1450	966
	1400	467
	1600	816
	1471	730
	1365	820

Nous constatons nettement, d'après ce tableau, que le volume d'urine des agités soumis à un régime contenant la ration alimentaire suffisante à l'homme normal est bien supérieur à celui des déprimés ; au contraire, sous l'influence du régime lacté, le volume d'urine des agités est inférieur à celui des déprimés. Ces variabilités dans le volume sont, d'ailleurs, compensées par les variations en sens inverse de la densité.

	Agitation	Dépression
Régime lacté :	1012	1008
	1014	1006
		1007
		1009
Régime ordinaire :	1016	1018
	1022	1018
	1027	1025
	1023	1026
	1021	1024

2° *Chlorures*

L'élimination des chlorures sous l'influence du régime lacté ne nous fournit pas de données précises. Il n'en est pas de même sous l'influence de notre régime spécialisé où nous voyons une différence très nette entre la quantité de chlore éliminé par nos deux ordres de malades.

	Agitation	Dépression
Régime lacté :	2,7	3,4
	3,2	2,2
		3,2
		3,7
Régime ordinaire :	11,3	
	20,9	6,4
	14,2	6,5
	20,7	16,8
	18	10,6

Les agités en éliminent une quantité considérable. Les déprimés au contraire, sauf notre lypémaniaque inquiète, en éliminent une quantité un peu inférieure à la normale. Il est rationnel de penser que, tous nos malades étant soumis à un même régime, nous devrions, si l'alimentation jouait le rôle capital qu'on lui attribue, trouver dans nos résultats des écarts moins considérables. Nous ne voulons pas dire que l'alimentation n'ait pas son importance, mais nous devons rechercher ailleurs les causes de cette différence dans l'élimination du chlore.

3° Acide phosphorique total

Les phosphates ont pour nous une importance particulière, à cause de leurs rapports intimes avec le fonctionnement du système nerveux.

Nous voyons en effet dans l'agitation que la quantité de phosphates éliminés est supérieure à celle qui est éliminée dans la dépression même sous l'influence du régime lacté.

	Agitation	Dépression
Régime lacté :	1,7	1,18
	2,4	1,49
		1,00
Régime ordinaire :	2,14	1,14
	2,06	1,11
	2,89	1,34
	2,7	1,39
	4,43	1,62

Mais ce qui nous frappe chez nos agités, c'est qu'en moyenne cette quantité n'est pas exagérée comme nous aurions pu le penser.

Nous pouvons admettre que ces individus, depuis long-
temps malades, ont éliminé, au début de leur période
d'agitation, une quantité peut-être exagérée de phosphates, mais que le passage à l'état chronique a réduit
cette élimination à un chiffre à peu près normal.

Quant aux déprimés, la quantité faible de phosphates
traduit bien le ralentissement des fonctions de leur système nerveux.

En outre, les différences peu notables que nous constatons sous l'influence de deux régimes bien différents
confirment ce fait, qu'a démontré M. Mairet, que l'alimentation n'est pas la seule source de l'acide phosphorique
total et qu'il faut rechercher cette source surtout dans le
fonctionnement du système nerveux.

4° *Acide urique*

	Agitation	Dépression
Régime lacté :		0,486
		0,595
		0,471
Régime ordinaire :	1,44	
	0,84	
	1,68	0,600
	0,59	0,595
	1,54	0,464

Si nous comparons les résultats obtenus chez les
déprimés soumis à deux régimes différents, nous constat-
tons que la différence est peu considérable. L'alimentation
semblerait, par conséquent, n'avoir joué qu'un rôle secondaire.

Ce qui est évident, c'est la différence très notable qui existe chez l'agité et chez le déprimé, tous soumis à un même régime. Nous pouvons donc penser que la surexcitation nerveuse et musculaire intervient d'une façon certaine et explique les quantités exagérées d'acide urique éliminée par les agités.

5° Urée

	Agitation	Dépression
Régime lacté :	9,8	15,8
	11,5	8,2
		14,41
Régime ordinaire :	17,18	20,4
	23,82	16,1
	22,9	19
	41,5	10,8
	15,9	

Ici nous voyons nettement l'influence prépondérante de l'alimentation marquée surtout chez les agités.

Sous l'influence du régime lacté, l'agité et le déprimé diffèrent peu. La différence est un peu plus grande avec le régime ordinaire, différence due à la diminution que nous remarquons chez les déprimés. Nous pouvons dire que l'urée, contrairement à ce que nous avons trouvé pour les phosphates et l'acide urique, est légèrement modifiée par l'agitation et la dépression, mais a pour principale source l'alimentation.

6° *Azote total*

QUANTITÉS MOYENNES

	Agitation	Dépression
Régime lacté :		9,25
		5,77
		8,55
Régime ordinaire :	12,6	12
	13,59	12,4
	24,5	9,34
		9,73

Nous retrouvons ici sous l'influence d'un même régime la même différence que précédemment chez l'agité et le déprimé. Le rôle de l'alimentation est moins net.

B. — COEFFICIENTS URINAIRES

Les considérations qui précèdent ne se sont adressées qu'à chaque principe urinaire considéré isolément. Nous allons nous occuper maintenant des rapports qui unissent entre eux ces différents éléments.

1° *Coefficient azoturique*

Le coefficient azoturique est le quotient que l'on obtient en divisant l'azote uréique par l'azote total ; ce coefficient nous traduit la valeur de la combustion organique. Normalement il est de 86 p. 100 environ. Nous avons vu, en étudiant l'urée et l'azote total, que l'agitation et la dépression n'avaient qu'une influence légère sur ces deux éléments; aussi le coefficient n'a pas subi de modifications bien évidentes.

	Agitation	Dépression
Régime lacté :		0,64
		0,88
		0,65
Régime ordinaire :	0,76	
	0,88	0,91 Mal...
	0,84	0,80
	0,61 Suz...	0,77

Les agités ont un coefficient à peu près normal, sauf Suz..., mais la malade n'a rien voulu manger les deux derniers jours d'expérience.

Quant aux déprimés, Mal..., dont nous avons signalé l'inquiétude, a un coefficient différent des autres chez lesquelles le coefficient est un peu diminué.

Enfin, Cav..., que nous avons examiné agité et déprimé, nous donne un coefficient bien différent dans ses deux périodes.

Chez les déprimés proprement dits, sans parler de notre malade inquiète, la combustion organique est ralentie, la fonction hépatique semble diminuée, ce que confirme d'ailleurs la présence à peu près constante de pigments biliaires.

2° Coefficient des phosphates à azote total et à urée

Nous avons vu en étudiant les phosphates quel rôle important il fallait attribuer au fonctionnement du système nerveux. En comparant l'acide phosphorique total à des éléments où ce fonctionnement ne joue qu'un rôle secondaire et qui, par conséquent, ne varient pas beaucoup sous son influence, nous pouvons montrer les variations qu'il subit d'une façon bien plus évidente.

Nous allons résumer d'abord les coefficients des phosphates à l'azote total ; nous étudierons ensuite les coefficients des phosphates à l'urée.

$$A. — \textit{Coefficient} : \frac{\text{Phosphates}}{\text{Azote total}}$$

A l'état normal ce coefficient est d'environ 0,18. Nous devons rappeler que chez les agités nous n'avons pas trouvé une quantité exagérée de phosphates.

Le coefficient naturellement ne dépassera pas beaucoup le chiffre normal.

Agités	Déprimés
0,18	0,14
0,17	0,12
0,23	0,17
0,15	0,17
	0,13
	0,14

Chez les déprimés, au contraire, ce coefficient est nettement diminué.

$$B. — \textit{Coefficient} : \frac{\text{Phosphates}}{\text{Urée}}$$

Prenant comme terme de comparaison l'urée dont la quantité varie peu sous l'influence de l'agitation et de la dépression, nous avons établi les coefficients suivants. Normalement ce coefficient est de 0,10 environ.

Agités	Déprimés
0,187	0,081
0,093	0,073
0,121	0,081
0,121	0,120
0,108 Cav.	0,079 Cav.
0,16	0,094

Nous devons faire remarquer que Cav..., pris à l'état d'agitation et de dépression a un coefficient bien différent dans chacune de ces périodes : 0,10 agité — 0,079 déprimé.

En général, nous voyons le coefficient augmenté dans l'agitation, diminué dans la dépression.

Il indique bien l'exagération et la diminution de la désassimilation des organes tels que le cerveau riches en phosphore.

3° Coefficient de l'acide urique à urée

Nous avons vu que sous l'influence d'une même alimentation, les agités et les déprimés éliminaient une quantité bien différente d'acide urique alors que l'urée ne subissait que des modifications légères ; par conséquent le coefficient devra être augmenté ou diminué chez l'agité ou le déprimé de par cette augmentation ou diminution de l'acide urique ; mais nous avons fait remarquer que si chez les agités l'acide urique était fortement augmenté, il était à peu près en quantité normale ou légèrement inférieure à la moyenne chez les déprimés. Aussi ne trouvons-nous pas chez ces derniers, les mêmes écarts que chez les premiers.

A l'état normal le coefficient varie entre 0,35 et 0,40.

Agités	Déprimés
0,97	0,35
0,73	0,24
0,52	0,32
	0,29
	0,29
0,38	0,71 Caz.

Dans la liste qui précède, une malade Caz... s'écarte de beaucoup de la moyenne des autres déprimés. Déjà elle présentait un coefficient des phosphates à urée différent des autres. Nous devons dire que tout cela tient à la quantité d'urée très faible qu'a éliminée cette malade. Cette malade était soumise au régime lacté et, de plus, parmi les sujets d'expériences soumis à ce régime, elle était la seule qui présentât une période de dépression consécutive à une période d'agitation.

L'étude des coefficients urinaires que nous venons de faire, indique bien les modifications que subit le phosphore dans l'agitation et la dépression. Mais le phosphore n'est pas le seul principe urinaire intéressé. Nous avons vu que les chlorures et l'acide urique surtout, l'urée et l'azote total à un degré moindre, subissaient aussi l'influence de la surexcitation et de la dépression nerveuse.

Tous ces changements montrent bien la suractivité de la nutrition générale dans l'agitation, le ralentissement dans la dépression.

Les variations des coefficients nous serviront à en évaluer le degré.

CONCLUSIONS

Les résultats de nos recherches nous amènent aux conclusions suivantes :

1° Les psychoses modifient d'une façon différente la sécrétion urinaire dans les périodes d'agitation et les périodes de dépression.

2° Les phosphates et l'acique urique sont nettement augmentés dans l'agitation, diminués dans la dépression. Les chlorures, l'urée et l'azote total le sont à un degré moindre. Dans le premier cas, l'alimentation n'intervient que secondairement; dans le second, elle joue un rôle prépondérant.

3° Le coefficient azoturique examiné dans ses moyennes, ne nous donne rien de spécial à constater; si, au contraire, on l'examine chaque jour, on constate que chez certains individus, il varie considérablement d'un jour à l'autre. Ces variations se manifestent surtout chez des malades présentant des symptômes d'insuffisance hépatique; ce rapport varie chez les déprimés; on peut se demander, en conséquence, si ces modifications ne sont pas sous la dépendance du système nerveux.

4° Le coefficient de l'acide phosphorique à l'azote total est le plus intéressant. Il diminue avec la dépression, augmente avec l'agitation ; il est peu influencé par l'alimentation ; il traduit bien les modifications des tissus tels que le cerveau, riches en phosphore.

5° Le coefficient de l'acide phosphorique à l'urée varie dans le même sens.

6° Le coefficient de l'acide urique à l'urée est augmenté chez l'agité, diminué chez le déprimé. L'alimentation le modifie ; ces modifications sont dues aux variations de l'urée.

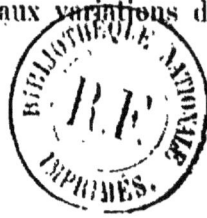

MONTPELLIER. — IMPRIMERIE GUSTAVE FIRMIN, MONTANE ET SICARDI — 2-1722

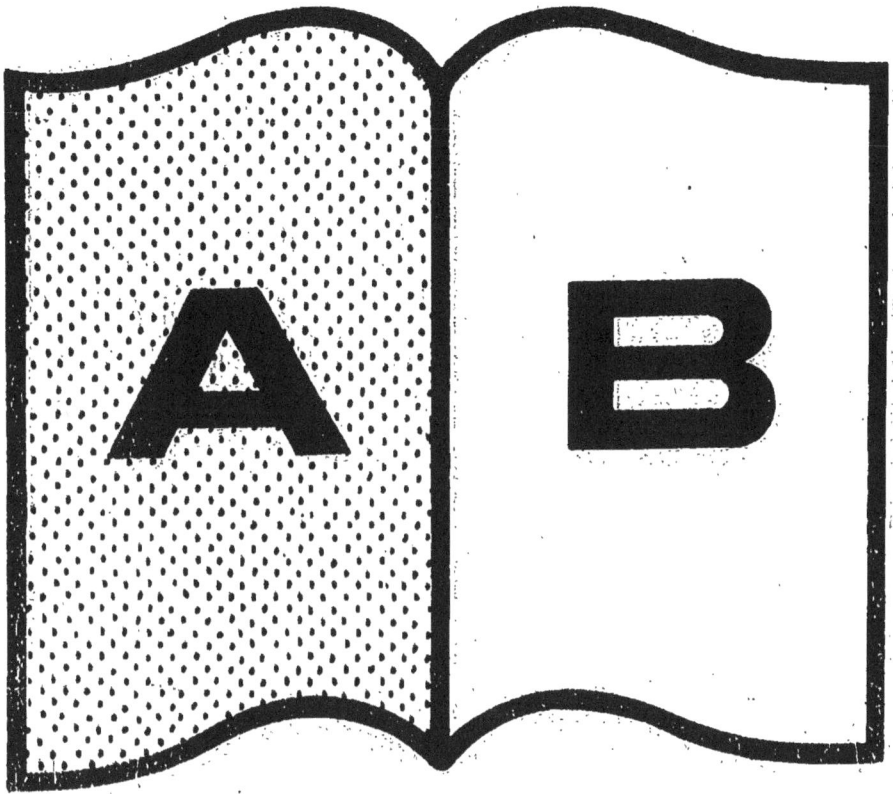

Contraste insuffisant

NF Z 43-120-14

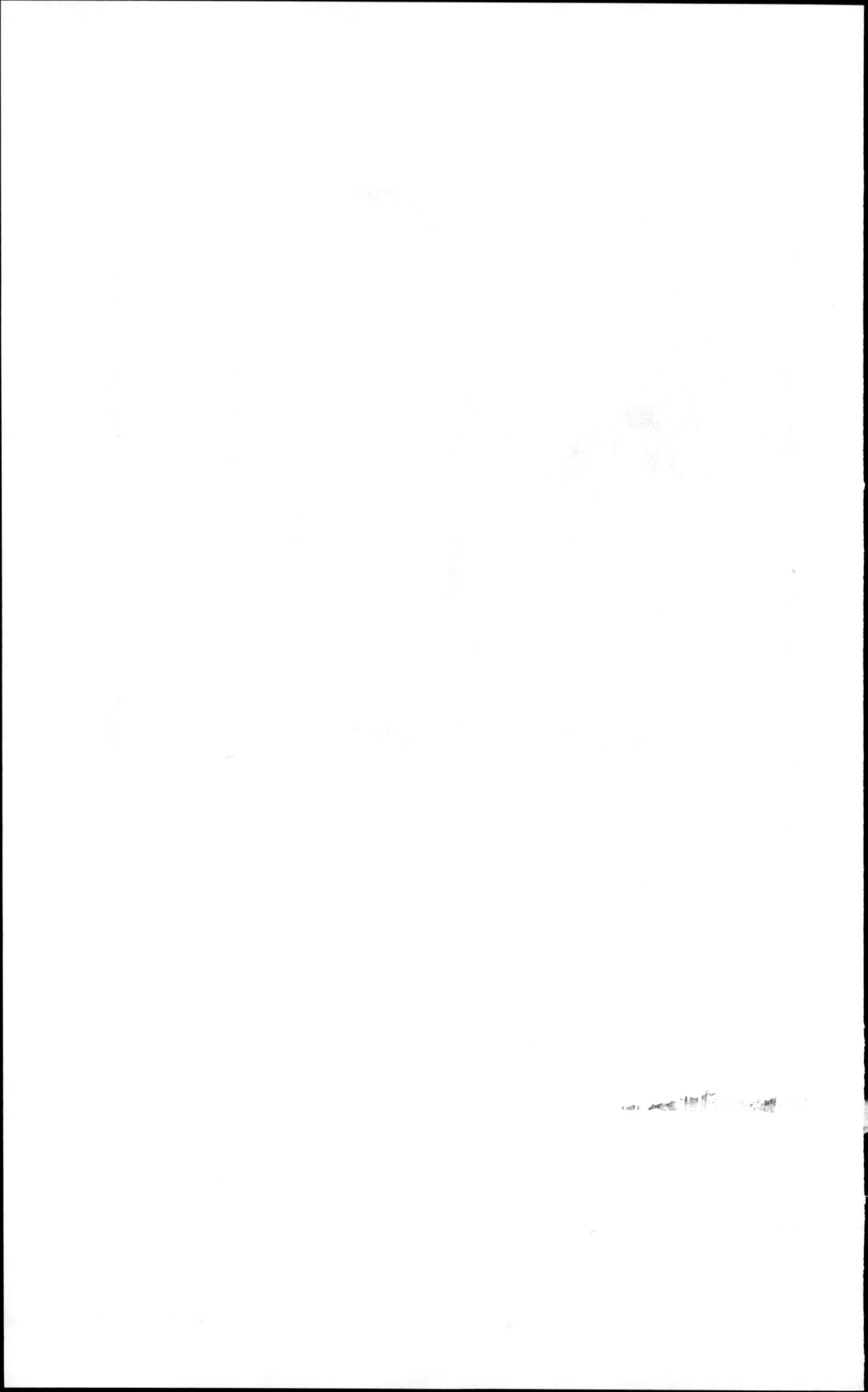